「熱中症」の怖さを知っておこう！

今年も厳しい暑さになりそうだからこそ再確認を

　炎天の下での作業がしんどいのは毎年のことですが、屋外施工がもっぱらの建設現場では、どうしても避けられないのが実情です。

　気温の上昇とともに、災害発生の危険性も高まります。夏場の気候、とくに厳しい暑さが何日も続くと、仕事への集中力や不安全な動作に対する注意が薄れ、ミスやエラーをしがちだからです。

　その中で、一番警戒しなければならないといわれているのが「熱中症」です。死亡につながりかねない熱中症の怖さについては、皆さんすでにご存知かと思いますが、それでも建設現場での発症例がなくなっていないのは、どこかに予防への気のゆるみ、あるいは手ぬかりがあったからではないでしょうか。

JN117993

このポケットブックでは、そうした〝油断〟が招くかもしれない被災を避けるために、熱中症に関して知っておかなければならないことを、災害事例などをまじえながら整理しています。

　それまで普段と変わりなく働いていたつもりの自分自身や仲間が、突然、吐き気に襲われて倒れるとか、けいれんを起こして病院に搬送されるといった事態におちいらないようするためにはどうすればいいか──。そのポイントについて本冊子を参考にしながら再確認のうえ、ぜひ実行してください。

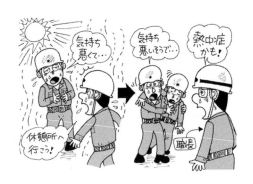

－ 目 次 －

第Ⅰ章　熱中症の〝正体〟とは？……………………… 4

　（1）建設現場では10年間（平成21〜30年）

　　　　に91人が死亡……………………………… 4

　（2）熱中症の種類と症状、発生原因　………… 5

　（3）建設現場における「熱中症災害事例」… 12

第Ⅱ章　熱中症にならないために……………………… 22

　（1）日常の健康管理に関心を持つことが

　　　　基本 ………………………………………… 22

　（2）予防のために現場で順守、実行したい

　　　　こと ………………………………………… 25

第Ⅲ章　発症時の対処方法と応急処置………………… 38

　（1）熱中症が疑われる兆候と症状　………… 38

　（2）仲間の様子が変だと気づいた時は　…… 40

　（3）新型コロナ禍での熱中症予防　………… 44

第Ⅰ章　熱中症の〝正体〟とは？

（1）建設現場では 10 年間（平成 21 ～ 30 年）に 91 人が死亡

　それまで、さして注意することもなかった熱中症が、生命にかかわる恐ろしい熱射病として警戒心を強めさせたのは平成 6、7 年（1994 ～ 95 年）のことです。建設業では連続して 14 人の死亡者が出ました。それ以前の同種死亡災害が 1 ケタ台だったのに比べると予想外の急増でした。

　原因は連日の 35℃を超える夏場の猛暑にあったのですが、熱中症に対する知識不足や認識の浅さも被災者を多く出す要因だったようです。

　その後、暑さ対策として種々の手立てが講じられ、2、3 年は死亡者数が減ったものの、ここ 10 年間の発生状況を見てみると、建設業の場合、死亡者の総数は 91 人にも上っています (最も多かったのは平成 22 年の 17 人です)。

（2）熱中症の種類と症状、発生原因

　では、熱中症とは一体どんな災害なのでしょうか。

　すでに 20 数年にわたって無防備な作業状態を避け
るよう注意が繰り返され、予防方法も周知されていま
すから、多かれ少なかれ皆さんには熱中症に関する予
備知識があることと思います。

　しかし、万が一の場合を考え、夏季を迎える前にも
う一度、熱中症の発症原因、障害の重さなどについて
おさらいをしてみてください。

　**生命を奪いかねない〝天災〟に対しては、念には念
を入れての備えが絶対に必要です。**

　熱中症災害をひと言でいうと「高温・多湿下での作
業が引き起こす疾病・障害」です。

　次ページからの一覧表は、その具体的な症状（病態）
と主な発症原因をまとめたものです。

●熱中症の症状と原因

	症状	主な原因
熱失神（熱虚脱）	めまいがしたり、全身がだるくなる（立ちくらみ状態）。失神したり、意識が乱れ倒れることもある。高温下での継続した作業で、心拍数が増加し一定限度を超えた場合に起こる。	高温や直射日光によって血管が拡張し、血圧や脳血流が下がることによって生じる。

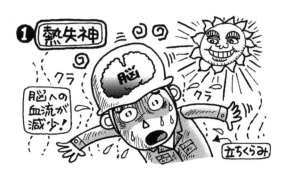

	症状	主な原因
熱けいれん	暑いなかでの運動や作業中に起こりやすい。痛みを伴った筋肉のけいれん、脚や腹部の筋肉に発生しやすい。筋肉痛、筋肉の硬直。作業終了後の入浴時や睡眠中に起こる場合もある。筋肉の硬直とは「こむら返り」のことで、その部分の痛みを伴う。	汗をかくと、水分と一緒に塩分も失われるが、この熱けいれんは血液中の塩分が低くなりすぎて生じる。水分だけを補充したときに発生しやすい。発汗に伴う塩分（ナトリウム等）の欠乏により生じる。

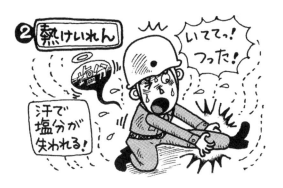

	症状	主な原因
熱疲労（熱疲はい）	初期には、激しい口の渇き、尿量の減少がみられ、めまい、手・足の感覚異常、歩行困難がみられ、失神することもある。	高温ばく露が継続し、発汗により水分、塩分が体内で不足し、心拍増加が一定限度を超えたときに発生する。大量の汗で血液が濃縮することにより心臓の負担が増大、血液分布の異常により起こる。
熱射病	発病前にめまい、悪心、頭痛、耳鳴り、イライラなどの症状がみられ、呼びかけに無反応。身体のふるえ、引きつり、突然意識障害におちいり、発汗が止まり、皮膚表面が乾いた熱い状態になる。	発汗により水分、塩分が体内で不足し、体温上昇が発生する。汗をかいておらず、皮膚は赤く熱っぽく、体温は39℃を超えることが多く、体温調整機能が失われ、体温または脳の温度の上昇を伴う中枢神経障害が原因と考えられる。

（参考文献）死を招く「熱中症」を防げ　東京労働局労働基準部労働衛生課

熱中症を防ぐために！建設業労働災害防止協会

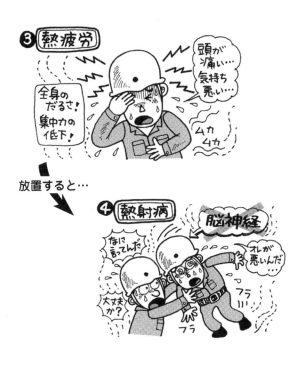

放置すると…

　前掲の表にある「主な原因」の欄には、キーワードとして「体温調整機能」という専門用語があり、「発汗による水分・塩分不足」が問題視されています。この言葉について少し説明します。

☀体温が 42℃を超えると命を落とす危険が

　人間の体内には、健康を維持しようとする様ざまな働きがあります。体温を一定の範囲に保とうとするのもその1つで、これを体温調整機能といいます。

　それがうまくいかず、厳しい暑さに長い時間さらされて体温が 42℃以上にまで上がった状態が続くと、命を落とす危険性が高まるといわれています。

　これは、人体の重要な成分の1つであるタンパク質が、高熱によって変性し固まり始め、ニワトリの卵でいえば〝ゆで卵〟のようになって元に戻らなくなるからです。

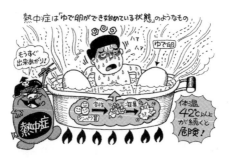

熱中症は「ゆで卵ができ始めている状態」のようなもの

☀暑くなると汗で体温調節

　人は暑さを感じたり、運動などで通常より体温が上昇したりすると汗をかきます。汗には、皮膚の表面から蒸発（気化）するとき体内の熱を吸収してカラダを冷やす働きがあります。体重70kgの人なら100ccの汗で体温が1℃下がるそうです。

　しかし、湿度が高かったりすると汗が蒸発せず、体温を下げる仕組みが作動しないだけでなく、さらに汗をかくようになって水分を奪ってしまうことになります。

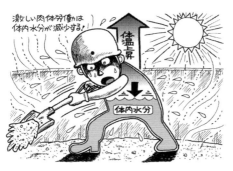

　汗の主成分は水分と塩分ですが、そのどちらも血液から補給されています。大量の発汗によって水分と塩

分が激減すると、血液が濃縮して流れなくなり、体温を一定に保とうとする機能もマヒしてしまいます。

　そのため飲み物などによって水分・塩分の不足を補うことが必要になってくるのです。

　塩分についていうと、「腕などを、水洗いしてから舐（な）めてみてもショッパイとき」が、補給を必要とする状態（目安）とされています。

　分量は「コップ１杯の水に、軽くひと摘（つま）みの塩を」というのが適量のようです。

（3）建設現場における「熱中症災害事例」

　では、建設現場ではどのような時に熱中症が発生しているのか──。

　高気温・高湿度の下での作業時に体温調節、水分と塩分の補給などができなかった（しなかった）ために熱中症になってしまった事例を中心にみてみましょう。

　「職種別事例」「死亡事例」「その他の発症例」の順に挙げて、紹介します。

● 「職種別事例」

職種	年齢	発生状況
解体工	44	法面養生作業後、気温が高くなったので、14：00 に作業員全員で休憩に入った。被災者は少しつらそうにしており、14：30 頃、急にけいれんが発生、救急車を呼び病院へ搬送し点滴治療を受け回復。
鉄筋工	22	R 階の梁筋組立作業中、10：00 の休憩をとっていたが、気分が悪くなり、涼しい場所へ移動させ、水分補給、身体を冷やすなどをしたが、両側の太腿および腹部にけいれんの兆候があったため、病院へ搬送し治療を行い回復。
とび工	19	鋼矢板の手元作業を行っていた。11：00 に体調が悪くなり、職長が冷房を効かせている現場のハウスで休ませていたが、体調がすぐれないため病院へ搬送。点滴治療で回復（当日の気温 27℃／ＷＢＧＴ値 26℃）。
オペレータ	62	道路工事におけるインターロッキングの基礎コンクリート打設作業中、現場のリーダーである被災者は、10：00 すぎに体調が悪くなり、横になって休んでいたが、好転しないため病院へ行き点滴治療を受け回復。

職種	年齢	発生状況
ＰＣ工	40	8：30 より地中梁上にて、1階ＰＣ小梁の設置作業を行った後、昼食・休憩をとった。15：00 頃休憩所でぐったりしている被災者を元請職員が発見、保冷剤で応急手当後、病院へ搬送し、点滴治療を受け回復【2日間の休業】。
土工	62	朝礼後、コンクリート打設作業にとりかかった。昼食・休憩後、13：00 からコンクリート打設作業を再開。15：30 頃、被災者は体調不良を職長へ伝え休憩した。元請職員が発見し、給水と氷で応急手当を実施。17：00 頃手足がつったため、病院へ搬送し点滴治療を受け回復【3日間の休業】。
土工	50	被災者は、道路工事における縁石の敷設作業を行った後、刈払機による草刈りを行っていた。15：00 頃に自力で歩くことができない状態になったため、病院へ搬送し治療したが死亡した。
解体工	40	被災者は、家屋解体工事現場で、解体した木材を積み込む作業を行っていたところ、昼休みに気分が悪いと同僚に伝え、工事現場を離れた。その後、工事現場付近の路上で倒れているところを発見され、病院に搬送され治療を受けたが、2日後に死亡した。

● 「死亡事例」

職業	年代	発生状況	対策
警備業	60歳代	被災者は、工事現場において交通誘導をしており、被災日の15：00頃から体調不良のため駐車した車の中で休憩していたところ、17：00頃同僚により意識がないところを発見され、救急車で搬送されたが収容先の病院で死亡した。	体調不良の場合、車の中で休ませるのは危険なので、涼しい日陰などで休ませる。被災者を1人にしない。
建築工事業	40歳代	被災者は、木造家屋新築工事現場において8：00頃から工事を行っており、15:30に作業終了後、片付けをしていたが、その後16：00頃に、現場内に倒れているところを発見され、救急車で病院に搬送されたが同日死亡した。	職長は、暑い日（WBGT値が高い日）ほど、こまめに巡回する。
建設業	70歳代	被災者は、墓地の改修工事において、石貼り作業中の14：45頃、柵にもたれこんでいるのが発見され、救急車で病院へ搬送されたが死亡した。	高年齢者は体の調節機能が衰えてくるので、配慮が必要。

職業	年代	発生状況	対策
林業	30歳代	被災者は8：45より、山中にある送電用鉄塔周辺の樹木の伐採を行っていたところ、10：30頃、突然倒れ呼吸停止の状態となった。すぐに救急措置を講じ、救急車で病院に搬送したが、15:00頃、病院にて死亡した。	担架または担架に代わるものを用意しておく。
建設業	20歳代	被災者は8：00から手作業で除草作業を行っており、午後からは1人で作業を行っていた。16：50頃に現場で倒れているところを発見され救急車で病院に搬送され入院したが、9日後に死亡した。	1人作業をさせない。
建設業	40歳代	被災者は、屋外に設置された太陽光パネルの取付状況の確認作業を行っていたところ、体調不良を訴え現場の日陰で休憩していたが、容体が悪化したため救急車で病院に搬送され治療を受けたが翌日死亡した。	日陰ではなく、休憩施設を使用する。

職業	年代	発生状況	対策
建設業	50歳代	被災者は、建設現場において基礎コンクリートの配筋作業を行っていたが、作業を終え地上へハシゴでのぼった直後、体調不良を訴え座り込んだ。同僚が水と塩分を与え、現場監督が氷を買いに行ったが、戻ってきたときにはけいれんを起こしており、病院へ搬送されたが死亡した。	その場で身体全体を冷やす方法を考えておく。製氷機を用意できればベター。

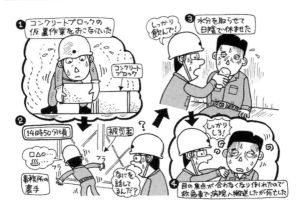

職業	年代	発生状況	対策
建設業	10歳代	被災者は、住宅の解体作業をしていたところ、16：30頃に吐き気、ふらつきなどの症状が出たため、イスに座って休憩させ、17：40以降は寝かせて休ませていたが症状が回復しなかったため、18：30頃に病院に搬送され、21：00頃に死亡した。	若年齢者は無理をしがち。限界も知らない。職長による気配りが必要。
土木工事業	40歳代	被災者は河川の地質調査のためボーリング作業を行っていたが、15：00頃、作業中に倒れ込み、大量に汗をかき、呼びかけにも応じなかったため、救急車で病院に搬送したが、死亡した。	直射日光を避ける工夫をする。
警備業	40歳代	被災者は8：00より工事現場作業で交通誘導を行っていたが、14：00すぎに現場を離れ、そのまま行方不明になり、2日後、現場から少し離れた場所で遺体で発見された。	休憩するときには報告させるよう指導する。

職業	年代	発生状況	対策
建設業	50歳代	被災者は、解体工事で発生した廃材の搬出作業を行っていたが、10：00の休憩終了の際に足がふらついていたため、現場内の木陰で再度休憩をとり、30分後に作業が終了したので車で現場を出たが、途中で容体が悪くなり救急車で病院へ搬送され、翌日死亡した。	再度作業をさせるのではなく、回復しても作業はさせないくらいの用心深さが必要。

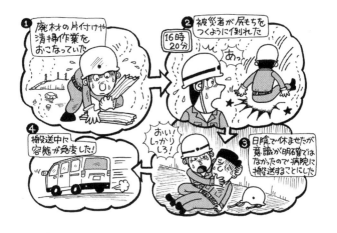

● 「その他の事例」

職種	年齢	発生状況
建築 工事業	30歳代	被災者は8：20頃から店舗の増築工事現場で路面舗装工事に伴う排水溝の設置作業を行っていた。16：15頃現場に点在していたカラーコーンを集めていた被災者が、突然地面に両膝をつき、右肩から落ちるように倒れた。同僚が119番通報し、被災者は病院に搬送されたが、翌日死亡した。

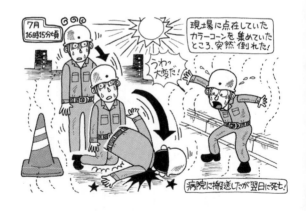

職種	年齢	発生状況
建築 工事業	40歳代	被災者は建物屋上で8：00頃から防水作業を行っており14：00頃、体調不良を訴えた。日陰で5分程度休憩をとったが、体調が良くならず、現場代理人の指示により同僚が現場近くの病院に搬送しようとしたが、被災者が希望した自宅近くの病院の方へ搬送中、本人が暴れだしたため119番通報し、救急車で別の病院に搬送されたが、6日後に死亡した。

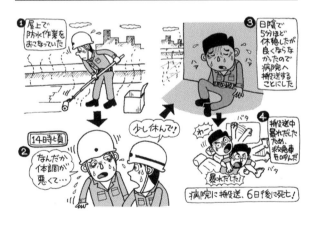

第Ⅱ章　熱中症にならないために

（1）日常の健康管理に関心を持つことが基本

　熱中症から身を守るには、まず自分自身の体調を良好に保つこと、その日の健康状態を確認してから作業に入ることが大切です。つまり、日ごろから健康管理に関心を持って注意を怠らないことが基本といえます。

　そのチェックについては厚生労働省作成の「熱中症に関する自己チェックシート」があります。ぜひ活用してください。

◆「自己チェックシート」

　▼この「チェックシート」は、作業員の方が各自で毎日体調をチェックするための「チェックシート」です。

　▼朝礼時と休憩時に、体調をチェックしてください。

　▼休憩時のチェックで症状が認められる方は、すぐに職長または職員に申し出てください。

　▼職長は各作業員の方のチェックシートを見て、早めの対応に努めてください。

熱中症に関する健康状態自己チェックシート

工事名：				所属会社：						
				氏名：						
区分	No.	チェック項目	/	/	/	/	/	/	/	/
朝礼時チェック	既往症・生活習慣		以下の人は熱中症にかかりやすい人です。							
		1	高齢者（65歳以上の人）である。							
		2	心筋梗塞、狭心症などにかかったことがある。							
		3	これまで熱中症になったことがある。							
		4	高血圧である。							
		5	太っている。							
		6	風邪をひいて熱がある。							
		7	下痢をしている。							
		8	二日酔いである。							
		9	朝食を食べなかった。							
		10	寝不足である。							
休憩時チェック	重症度I		以下の人は熱中症にかかっている人です。							
		11	めまい、立ちくらみがする。							
		12	汗がふいてもふいても出てくる。							
		13	手足や体の一部がつる。							
	重症度II	14	頭がズキンズキンと痛い。							
		15	吐き気がする。							
		16	体がだるい。							
		17	判断力・集中力が低下する。							
	重症度III	18	意識が無い。							
		19	体がけいれんする。							
		20	体温が高い。							
		21	呼び掛けに反応していない。							
		22	まっすぐに歩けない。走れない。							

厚労省「職場における熱中症予防対策マニュアル」より

チェックシートでは、熱中症にかかりやすい人として「朝食を食べなかった」ことが挙げられていますが、それは夏場の朝食抜きが致命傷になるからです。

　理由は、夏には睡眠中に寝汗をかき、体内の水分が排出され、血液中の水分不足が生じるためです。

　それを補うには寝る前に水をコップ1杯、起きた時にも1杯飲むようにし、朝食でご飯、みそ汁、おかず等をしっかり食べること。それによってご飯（炭水化物）、おかず等に含まれる水分、みそ汁に含まれる塩分が摂取され、体内の不足分が補充されるのです。

　朝食をとらないで作業に従事すると、「朝礼の1時間半後にはペットボトル500cc1本分以上の水分が汗として排出され、血液中の水分・塩分の量が不足し、血液濃度がこくなり、熱中症、身体機能障害を引き起こす」ともいわれています。

　また、仕事の後のビールをおいしく飲もうと、水を飲まない人がいますが、これは自分から進んで熱中症にかかる要因を作っているようなものです。

（2）予防のために現場で順守、実行したいこと

　前出の発症事例では、熱中症になりやすい要因として、次のような点が指摘されています。

環境要因

1　炎天下で、地面や周囲から照り返し（放射熱）がある場所

- ・地上での地組み作業を行うとび工、鉄筋工、型枠工等の作業
- ・屋上、最上階等で床（コンクリート床、鋼製足場板、型枠支保工床等）がある場所での鉄筋作業、土工作業、コンクリート打設作業、左官作業、設備機器等据え付け設備作業、屋上防水等の防水・シール作業、金具等の取付作業
- ・足場組立て作業
- ・交通整理等の警備作業、車両誘導作業、監視作業
- ・法面等成形・仕上げ作業、草刈等作業、
- ・道路舗装（アスファルト舗装）作業

2 湿度が高く蒸し暑い場所

- 地下、ピット内での解体等の作業、設備配管作業
- トンネル内の切り羽作業、内壁の各種設備据え付け作業
- 天井裏内での配線等の作業

3 風が通らない、風の通り（自然換気）がない室内または熱風が通る場所

- 外部足場を使用しての躯体仕上げの塗装、シール、タイル張り作業、左官作業
- 室内、浴室内での仕上げ作業
- 鉄骨耐火被覆材吹き付け作業
- 室内等の断熱材、防湿材吹き付け作業
- 石綿吹付け材除去作業（冬季以外）
- 杭頭ハツリ作業
- 火を扱っている作業（防炎シートで囲われての溶接作業）
- 屋内でのアスファルト舗装

作業要因

- 重い工具や道具、保護具を身に付け激しい肉体労働をする作業
- 休息時間が少なく時間に追われ、自分のペースで進められない作業
- こまめに水分や塩分を補給できない作業

衣服要因

- 通気性、透湿性の悪い保護衣・保護服、厚手の衣類、ナイロン製チョッキ着用等での作業
- 保護帽、保護手袋、呼吸用保護具を着用しての作業（防じんマスク、防毒マスク、顔を全面に覆うマスク）

人体要因

- 梅雨明けの急に暑くなった頃の作業で身体が暑さに慣れていない（暑熱順化）
- 水分・塩分補給が十分に行われない（仕事後のビールを美味しく飲みたい）
- 下痢、体調不良（風邪、発熱）等による脱水状態

での作業

- ・ 睡眠不足、前日等の飲酒、朝食抜きでの作業
- ・ 体力に自信がなく肥満傾向にある（皮下脂肪で熱の放射が妨げられ、体内に熱がこもりやすい）
- ・ 糖尿病、高血圧症、心疾患、腎疾患等の病気を持っている、または治療中
- ・ 医師に処方された薬を指定時間に飲み忘れる
- ・ 休憩等を取らず、頑張りすぎている
- ・ 高齢者（普段から運動し、体力のある高齢者は除く）
- ・ 自律神経系に作用する薬を服用している

●発症要因別の「予防措置」は、

環 境

- ・ 炎天下作業では、葦簀（よしず）や園芸用品の遮光ネット（寒冷紗等）を屋根に掛け、直射日光を避けて日陰の中で作業する。

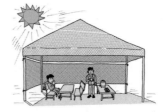

28

- 風の通り道（入口と出口）を設ける。扉や窓を開ける、または送風機等で風を作業場所へ送り込み作業する。
- 日陰に入って作業する。
- ＷＢＧＴ値で、厳重注意、危険値になったら、作業を中断するか、こまめな休憩をとり水分、塩分を補給する。
- 水分補給用のポット（ウォータージャグ、魔法ビン等の保冷性のある容器）を作業場所に持参する。
- ミスト噴霧設備等で、空気中の温度を低減する。

作　業

- ＷＢＧＴの活用、作業方法の改善、作業環境の改善、作業時間の管理（作業と休憩サイクルの間隔調整）、作業衣・保護具の適切な改善等で暑熱負担を軽減する。
- 休息場は、冷房装置を備えた場所または日陰等、比較的温度が低い場所に設ける。
- 水、塩分補給、製氷機等が設けられ、補給・補充ができる設備を整える。

- 飲料水、スポーツドリンク、経口補水液、熱中症飴等を備える（スポーツドリンクについては糖尿病、熱中症飴は高血圧症の方は注意が必要です）。

衣　類

- 熱を吸収しやすい保温性の高い服装、通気性や透湿性の悪い服装は避ける（生地の厚いものウール、黒色、重ね着）。
- 上着はメッシュ素材など、通気性、透湿性の良い服装を着用する。
- 下着は汗を吸い取りやすく、乾きの良い素材のものを着用する。
- 空調服、保冷インナーベストを着用する（近年多く活用されている）。
  ※空調服：作業中に発汗した汗を電動ファンにより、大量の外気を取り入れることで蒸発を促し、身体を冷やす効果が得られる。
  ※保冷インナーベスト：冷凍した保冷剤をインナー内のポケットに装着し、暑さから体温の上昇を抑え、効果が期待できる。

❖熱中症予防用品

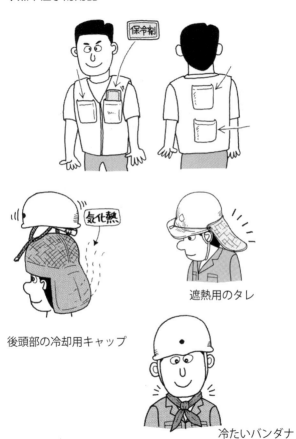

後頭部の冷却用キャップ

遮熱用のタレ

冷たいバンダナ

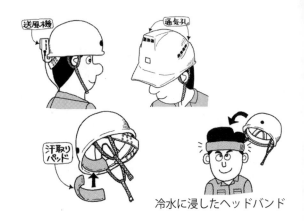

送風機

通気孔

汗取り
パッド

冷水に浸したヘッドバンド

人　体

　職長は、次の点を作業者との会話等で確認し、健康状態の把握をしてください。

- ・日々、治療等で医師の処方箋に基づく薬の服用を確認する（治療に必要な薬が服用されないと、体内調整が損なわれ、体調不調を起こします）。
- ・会社から健康診断の結果から注意が必要な部下を聴き、必要な対処を会社と相談し適正配置を行う。
- ・体調の不具合を朝礼時や作業中に確認し、休息、水分・塩分補給等の指示を行う。

◆注意を要する状況

- 風邪気味 ：熱があると就寝中に発汗して水分不足となり、下痢・嘔吐状態であれば水分・塩分喪失から脱水状態が著しくなります。

- 睡眠不足 ：睡眠には脳や身体を休息させる大事な役割があり、寝不足は脳の疲労が改善されず集中力、注意力が低下し、暑さにさらされると体温の調整・コントロールが難しくなり、熱中症にかかりやすくなります。

- 深　　酒 ：アルコールはその分解に水分を使うことに加え、尿を多く出す作用（利尿作用）があり、体内の水分が失われ、起床時には、普段より脱水状態になり、十分な水分補給がなされないと、熱中症にかかりやすくなります。

- 朝食なし ：睡眠中に体内水分が尿になります。水分は普通に寝ているだけでもペットボトル約1本分（500ml）の量が失われるといわれます。脱水状態で、作業につけば熱中症にかかります。睡眠中の水分・塩分不足を、朝食のご飯（炭水化物・

水分)、みそ汁（塩分）、おかず（水分・塩分）等で補うことで、脱水状態を解消します。また、寝起きにコップ1杯の水補給をするのも有効です。夏バテ気味でも、朝食はとるようにしてください。

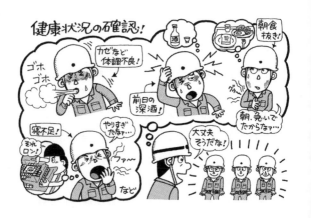

《 参 考 》

❖ 「暑熱順化」とは

　　身体が暑さに慣れること（熱への順化）も熱中症を予防するうえで非常に重要です。

　　人間は、暑い環境で３、４日作業すると、自律神経の反応により気温の上昇に合わせた発汗が素早くできるようになり、２〜３週間経過すると体質的に熱中症にかかりにくくなります。

　　ただ、作業から４日以上離れると、順化への反応が失われるそうですから、お盆休み明けなどは要注意でしょう。

◆暑熱順化の例

- 仕事後にジムで一汗かく
- ウォーキングやジョギング、自転車などでしっかりと汗をかく
- 帰宅時にひと駅分歩くだけでも効果的
- 半身浴やサウナで汗をしっかりかく
- 冷房は控えめにする
- 順化していないまま作業に入る場合は、無理をせず（させず）に１週間くらいかけて徐々に暑い場所で作業するようにする

❖ 「WBGT」とは

　「暑さ指数」といわれているもので、温度だけでなく湿度や放射熱（熱い鉄板などから空気を通して伝わってくる熱）、風の強さなどを総合的に取り入れて測定（℃で表示）されます。

　ＷＢＧＴ値による熱中症の危険度は「25℃未満＝注意」「25℃以上〜28℃未満＝警戒」「28℃以上〜31℃未満＝厳重警戒」「31℃以上＝危険」と判断されています。

WBGT計
JIS により規格化
（平成 29 年 3 月 JIS B 7922）

暑さ指数
（WBGT）　＝

1	7	2
気温 の効果	湿度 の効果	輻射熱 の効果

気温は同じでも湿度が高い方が熱中症になる人が多い

	7月6日	7月9日
最高気温	32.5℃	32.5℃
最小湿度	41%	56%
日射量	24.82MJ	24.07MJ
ＷＢＧＴ	**26.9℃**	**29.9℃**
暑さ指数ランク	警戒	厳重警戒
熱中症搬送数	50 人	94 人

☀水分などの取り方

　水分を補給する時、一度に大量に飲んだのでは尿として出てしまいがちです。飲む時はコップ1杯程度にして、回数を分けて何回も飲むような工夫が必要です。また、食事中に水をガブガブ飲むのも良くありません。

　ジュース類や清涼飲料水、塩分の入っている飴などには糖分も含まれていますから取りすぎに注意しましょう。**水分の補給は「作業開始前から飲む」のが理想的です。**

　カフェインを多く含むコーヒーなどの飲み物は、高い利尿作用があり、熱中症予防の水分補給には適しません。

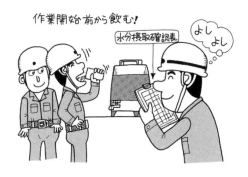

作業開始前から飲む！

水分摂取確認表

よし
よし

第Ⅲ章　発症時の対処方法と
　　　応急処置

（1）熱中症が疑われる兆候と症状

　熱中症かと思われる具体的な兆候や症状（状態）と
しては、次のようなものが挙げられます。

① 　体温が高い（38.5℃以上）、大量に汗をかいている。

② 　顔色が赤い（または青い）、肌に触ると熱い、乾い
　ている（汗をかかない）。

③ 　自分で水を飲めない。

④ 　めまい、頭痛、吐き気がしている。

⑤ 　まっすぐ歩けない。

⑥ 　意識がはっきりしない（ろれつが回らない。訳の
　分からないことを口走っている）。

⑦ 　意識ははっきりしているようでも、自分の名前、
　年齢を聞いたとき答えられない。

　──などです。

❖熱中症の兆候と症状

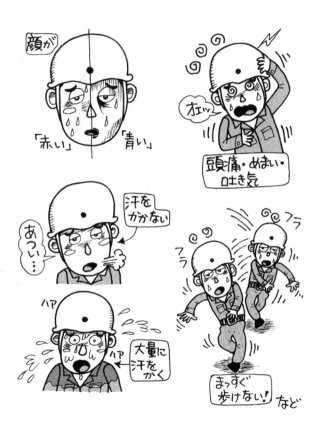

（2）仲間の様子が変だと気づいた時は……

▼暑い日に作業者の具合が悪いと分かった時は、まず涼しい日陰などに寝かせてください。

▼その上でスポーツドリンクなどによって水分と塩分を同時に補給しながら、体を冷やす必要があります。

▼特に体温が高い場合は、服を脱がせ、濡れタオルで体を拭くとか、全身に冷水をかけ風を送って冷やすようにします。

▼アイスパックなどがあれば、首のうしろ、わきの下、太腿の付け根・内側など、太い血管の上を冷やしてください。また、そこだけに限らず、広い範囲を冷やすことも心がけてほしい点です。

▼けいれんを起こしていた場合はマッサージをします。口の付近がけいれんしていたら、ガーゼなどを口の中、舌の下に突っ込みます（けいれんで舌を噛むことがあるからです）。

▼休ませたあと5分たっても症状が治らない（回復に向かわない）ようでしたら、迷わず救急車を呼ぶ必要があります。

（マイカーなどで病院に連れて行った場合、一般の外来扱いになり、3時間待ちになってしまった例もあります。）

▼本人が大丈夫だと言っていても、安易に帰宅させないでください。経過をよく見ずに帰らせ、途中で倒れた例とか、本人の判断で現場を離れて行方不明になり、2日後、遺体で発見されるといった悲惨な事例もあります。

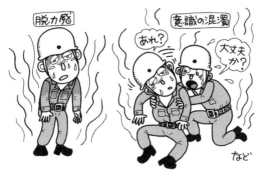

高温環境下で水分・塩分が不足すると熱失神の恐れが！

脱力感

意識の混濁

あれ？

大丈夫か？

など

❖熱中症の応急処置（現場での応急処置）

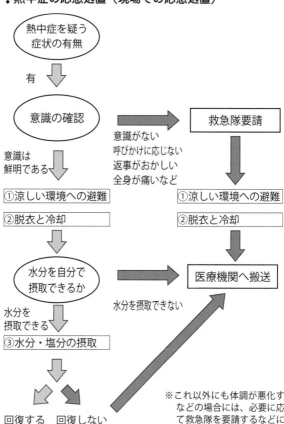

熱中症を疑う
症状の有無

有

意識の確認

意識がない
呼びかけに応じない
返事がおかしい
全身が痛いなど

救急隊要請

意識は
鮮明である

①涼しい環境への避難

②脱衣と冷却

①涼しい環境への避難

②脱衣と冷却

水分を自分で
摂取できるか

水分を摂取できない

医療機関へ搬送

水分を
摂取できる

③水分・塩分の摂取

回復する　回復しない

※これ以外にも体調が悪化する
などの場合には、必要に応じ
て救急隊を要請するなどにより、
医療機関へ搬送すること
が必要です。

☀ 作業現場でできる〝とりあえずの処置〟

──異常が明らかな時はすぐに救急車を！

　身近にいる作業者の体調が悪そうに見えても、それが熱中症なのか、風邪なのか、高血圧などの持病の悪化なのか、医者でもない素人には判断のつかないケースがあります。

　しかし、そんな場合でもまず〝休ませる〟ことが必要です。そのうえで状態に応じた処置をするのが良いわけですが、しかし、それは現場でできる〝とりあえずの処置〟です。

　どう見てもおかしいと感じたときは、すぐに（手遅れにならないように）救急車を呼んでもらうようにしてください。たとえ熱中症であったとしても、迅速な初期対応によって軽微に済む場合が熱中症には多くあります。

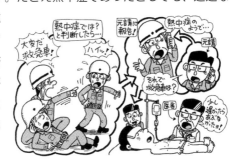

43

（3）新型コロナ禍での熱中症予防

新型コロナと熱中症の初期症状（倦怠（けんたい）感、頭痛、筋肉痛、発熱、味覚障害）は似ているので要注意です。

また、外出自粛の影響で運動などで汗をかく機会が少なく、暑さに体が慣れる「暑熱順化」ができていないこと、新型コロナ対策のマスク着用も、熱中症リスクを高める一因になります。

【新型コロナ禍での対応】

▼朝礼時の体温測定等（非接触体温計の活用等）

・ 現場等の入口にサーモグラフィ等を設置し、体温を測定する。

▼密室・密閉空間での換気や送風機等の使用の励行

・ 喫煙を含め、休憩・休息をとる場合には、できる限り2mを目安に距離を確保するよう努め、一定数以上が同時に休憩スペースに入らない、休憩スペースの増設や休憩時間をずらす等の工夫を行う。

▼大部屋での作業等においても、あらかじめ工程調整等を行ってフロア別に人数を制限

- 職種別に作業日を分散して、1日の現場入場人数を制限する。

▼マスク等の着用

- 換気の悪い屋内空間において複数人での作業にはマスク等の着用は必須だが、単独作業や屋外で他の作業員と十分な距離（2m以上）が確保できる場合などではマスク等を外した方がよい場合も考えられるので、管理者はマスク等を着用すべき場面を特定して作業者に周知する。

▼飴の常備（味覚異常の確認）

- 水分だけの補給だとナトリウムをはじめとしたミネラル不足に陥るため、塩あめで補う。塩味を感じなければ味覚異常の可能性がある。

「建設業における新型コロナウイルス感染予防対策ガイドライン」令和2年5月14日版（国土交通省）および「建設現場における熱中症予防と新型コロナウイルス感染防止」令和3年5月版（厚生労働省）より

4月	準備期間	暑さ指数（WBGT値）の把握の準備、作業計画の策定など、設備対策・休憩場所の確保の検討、服装などの検討、教育研修の実施、労働衛生管理体制の確立、緊急事態の措置の確認
5月	キャンペーン期間	**STEP1** 暑さ指数（WBGT値）を把握する。 **STEP2** 準備期間中に検討した事項を確実に実施するとともに、測定した暑さ指数に応じて次の対策を取る。 □暑さ指数を下げるための設備の設置 □休憩場所の整備　□涼しい服装など □作業時間の短縮　□暑熱順化 □水分・塩分の摂取　□健康診断に基づく措置 □日常の健康管理など□労働者の健康状態の確認 **STEP3** 熱中症予防管理者は暑さ指数を確認し、巡視などにより、次の事項を確認する。 □暑さ指数の低減対策は実施されているか □各労働者が暑さになれているか □各労働者は水分や塩分をきちんと取っているか □各労働者の体調は問題ないか □作業の中止や中断をさせなくてよいか ◆異常時の措置～少しでも異常を感じたら～ ・一旦作業を離れる ・病院へ運ぶ、または救急車を呼ぶ
6月		
重点取組期間 7月		
8月		

9月	キャンペーン期間	・病院へ運ぶまでは一人きりにしない

7月の重点取組期間

□梅雨明け直後は、暑さ指数に応じて、作業の中断、短縮、休憩時間の確保を徹底
□水分、塩分を積極的に摂取□教育の徹底
□睡眠不足、体調不良、飲みすぎに注意し、当日の朝食はきちんととる
□少しでも異常を認めたときは、ためらうことなく救急車を呼ぶ

☀油断せずに夏場を乗りきろう

　熱中症災害の発生時期は5月から始まって、7、8月をピークに、9月の終わり頃まで続きます。油断のならない期間が数か月にも及ぶわけですが、暑さに慣れると警戒心が薄れがちになります。

　それと、猛暑による食欲不振、疲労、睡眠不足などが招く身体的な衰弱症状（生理的変調）は、心理面にも悪影響を及ぼし、イライラ感をつのらせ、注意力や判断力をにぶらせ、エラーやミスを誘うことも忘れるわけにはいきません。

　熱中症とあわせ、夏季に特有な災害にも十分注意しながら、この夏を乗りきっていきましょう。ご安全に！

熱中症の怖さと予防対策

2020年 7月 9日　初版
2022年 5月30日　初版2刷

編　　者　株式会社労働新聞社

発 行 所　株式会社労働新聞社
　　　　　〒173-0022　東京都板橋区仲町29-9
　　　　　TEL：03-5926-6888（出版）　03-3956-3151（代表）
　　　　　FAX：03-5926-3180（出版）　03-3956-1611（代表）
　　　　　https://www.rodo.co.jp　　pub@rodo.co.jp

印　　刷　株式会社ビーワイエス

ISBN 978-4-89761-820-3